ASSOCIATION FRANÇAISE

POUR

L'AVANCEMENT DES SCIENCES

Congrès de Paris

(Du 2 au 9 août 1900)

SOUS-SECTION

D'ÉLECTRICITÉ MÉDICALE

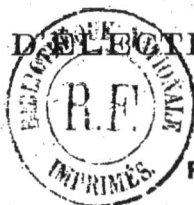

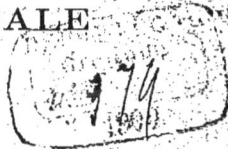

RAPPORT

SUR LES

PROGRÈS DE LA RADIOGRAPHIE STÉRÉOSCOPIQUE

Par le Dr T. MARIE

CHARGÉ DE COURS A LA FACULTÉ DE MÉDECINE DE TOULOUSE

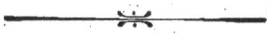

✳

BORDEAUX

IMPRIMERIE G. GOUNOUILHOU

11, rue Guiraude, 11

—

1900

RAPPORT

SUR LES

PROGRÈS DE LA RADIOGRAPHIE STÉRÉOSCOPIQUE

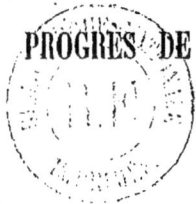

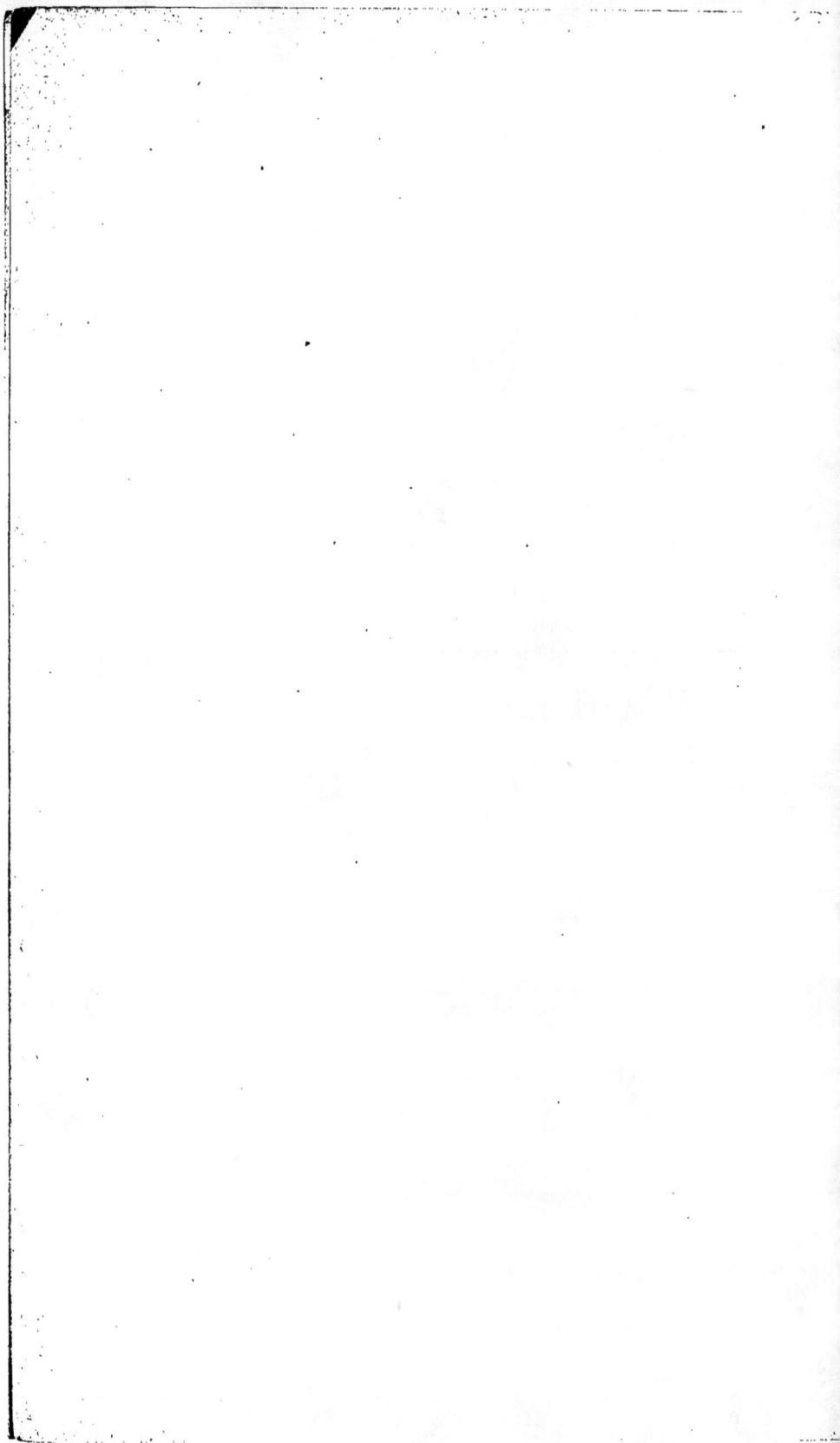

RAPPORT

PROGRÈS DE LA RADIOGRAPHIE STÉRÉOSCOPIQUE

Par le Dr T. MARIE

Chargé de cours à la Faculté de médecine de Toulouse.

Au Congrès de l'Association française pour l'avancement des sciences qui a été tenu l'année dernière à Boulogne-sur-Mer, j'ai présenté un rapport sur la Radiographie et la Radioscopie stéréoscopiques. Depuis cette époque, aucun travail, à ma connaissance, n'a été publié sur la Radioscopie stéréoscopique; aussi limiterai-je ce nouveau rapport à l'étude des progrès de la radiographie stéréoscopique.

Dans le chapitre du rapport de l'année dernière concernant la radiographie stéréoscopique, j'ai traité deux questions principales formant deux parties bien distinctes :

Dans la première, j'ai fait un exposé général de la question et montré qu'on peut dans tous les cas, quelles que soient l'épaisseur de l'objet radiographié et la distance à laquelle on veut placer le tube producteur de rayons X, obtenir deux perspectives qui, examinées au stéréoscope de Cazes, donnent une reconstitution virtuelle qui est exactement semblable comme forme et rapports de dimensions à l'objet réel radiographié. Si on emploie les nombres que mon collaborateur M. Ribaut et moi nous avons calculés et réunis dans des tables, l'examen au stéréoscope sera toujours facile tout en correspondant au relief maximum. Il faut tenir compte bien entendu des règles de la stéréoscopie de précision que nous avons rappelées et commentées. On n'obtient jamais ces faux reliefs à aspect fantastique qui avaient découragé les premiers observateurs et qui n'étaient que le résultat d'une erreur de technique. Ce résultat étant, grâce à une expérience de quatre années et à des expériences directes devenu une certitude, nous avons cette année reporté tous nos efforts sur la deuxième partie, dont l'étude était encore incomplète.

La deuxième partie, en effet, avait été consacrée aux mesures en stéréoscopie, question tout à fait nouvelle, dont nous avions donné seulement une solution partielle : la mesure des profondeurs, c'est-à-dire la mesure des distances qui séparent les divers plans de front de l'objet, ou plus simplement la mesure du relief. Pour cette raison, l'appareil avait été appelé stéréomètre. Nos expériences de cette année ont eu pour but d'ajouter à la détermination de cette première coordonnée verticale deux autres coordonnées, rectangulaires ou non, afin de fixer d'une manière absolue la position dans l'espace d'un point quelconque d'un objet radiographié stéréoscopiquement. Le résumé de ces expériences formera la partie originale du rapport actuel.

Je crois utile cependant, avant de commencer l'exposé de ces nouvelles expériences, d'insister sur certains points de notre méthode de radiographie stéréoscopique. Elle a été décrite dans un grand nombre de publications antérieures et en particulier dans un article d'ensemble des *Annales d'électrobiologie* (décembre 1899). Ces explications complémentaires me paraissent nécessaires pour deux raisons : la première, c'est que beaucoup d'auteurs ont obtenu des reconstitutions fantaisistes et fausses qui les ont amenés à conclure que la radiographie stéréoscopique ne pouvait être employée en médecine à cause des erreurs qu'elle entraînait; la seconde, c'est que la plupart des physiciens, tout en admettant qu'une reconstitution est toujours possible, lui refusent le caractère de précision que nous considérons comme absolument certain pourvu qu'on opère dans les conditions que nous avons indiquées.

Les résultats fantastiques et faux qu'on a obtenus dans certains cas s'expliquent facilement. En effet, avec des épreuves radiographiques la reconstitution virtuelle lors de l'examen au stéréoscope est bien plus difficile qu'avec des épreuves photographiques ordinaires, car les perspectives obtenues sont celles de corps vus uniquement par transparence et ne donnant par conséquent aucune de ces indications de relief que fournit la photographie ordinaire dans laquelle l'éclairage des corps est superficiel. Ces difficultés sont encore augmentées de ce fait que les ombres obtenues sont souvent mal délimitées et plus ou moins superposées. Il est donc indispensable que le fonctionnement de l'œil ait lieu sans le moindre effort, et pour cela il ne faut pas dépasser les écartements des points de vue que nous avons donnés et qui correspondent à la limite que l'œil moyen peut tolérer. Il peut être utile d'ailleurs pour des yeux peu habitués au stéréoscope et surtout quand il s'agit d'épreuves cliniques peu nettes, portant par exemple sur les parties centrales du corps humain d'aider à la reconstitution en disposant à la surface de l'objet des points de repère artificiels qu'on peut choisir bien distincts. Le moyen le plus simple et le plus sûr consiste dans l'emploi d'un fil de plomb pour coupe-circuit que l'on plie dans tous les sens, de manière à ce qu'il décrive une ligne aussi irrégulière que possible. On le fixe facilement sur la peau au moyen de quelques gouttes de collodion. Cette ligne irrégulière franchement opaque et, par suite, de reconstitution stéréoscopique très facile, aide à l'examen des ombres mal délimitées, correspondant à l'intérieur de l'objet radiographié. On peut d'ailleurs imaginer bien des moyens pour arriver au même résultat. Il suffit, pour se guider dans chaque cas particulier, de se rappeler cette règle générale : que la reconstitution stéréoscopique d'un objet est d'autant plus facile qu'il existe dans l'espace un plus grand nombre de points dont les perspectives soient nettement différenciées. Après avoir indiqué pour quelles raisons certains auteurs avaient obtenu des résultats erronés qui évidemment supprimeraient toute application de la radiographie stéréoscopique en médecine et montré par quels moyens simples on pouvait les éviter, je crois utile d'expliquer pourquoi nous avons ajouté le mot de précision à radiographie stéréoscopique dans toutes nos communications. Dans notre esprit, le mot de précision signifie que la reconstitution virtuelle lors de l'examen au stéréoscope est exactement semblable comme forme et rapports de dimensions, à l'objet réel radiographié. Un observateur exercé peut ainsi apprécier avec exactitude les distances verticales qui séparent les divers plans de front, et dans un même plan de front les distances horizontales qui séparent les divers points qui y sont contenus, absolument comme il l'apprécierait sur le corps réel. Pour cela, il faut suivre exactement les règles que nous avons posées pour l'obtention et l'examen des épreuves. Il faut, pour l'examen, se servir du stéréoscope de Cazes nouveau modèle, qui seul permet d'éviter toute déformation et coloration de l'objet reconstitué et dont le champ est assez étendu pour permettre l'examen direct, sans rapetissement des épreuves, d'une partie quelconque du corps humain, au besoin du corps humain tout entier. Toutes les fois qu'on opérera en dehors des règles que nous avons posées et qu'on se servira pour l'examen d'un stéréoscope à prisme ou à lentille, on n'obtiendra pas le résultat indiqué plus haut, et, par conséquent, l'opération ne méritera pas le qualificatif de précision. Cette notion est fort importante. Elle nous a amenés à rechercher s'il était possible de mesurer géométriquement ces diverses distances. Nous verrons plus loin comment nous sommes arrivés à ce résultat.

J'ai dit plus haut que certains physiciens n'admettaient pas que la stéréoscopie pût être une méthode précise. Cette opinion, assez répandue, me paraît être la conséquence de ce fait que, pendant longtemps, on a cherché à établir la théorie de la stéréoscopie, soit en s'appuyant uniquement sur les lois géométriques, soit, au contraire, en tenant compte uniquement de la physiologie de l'œil, d'où deux opinions absolument différentes, et comme conséquence, un manque absolu de méthode qui a amené tous les auteurs à se servir seulement du cas particulier d'un écartement des points de vue égal à celui des yeux. Or, le problème comporte une solution générale. Il suffit pour l'établir de tenir compte, d'une part, de la loi géométrique des perspectives accouplées $\dfrac{P}{p} = \dfrac{D}{d} = \dfrac{\Delta}{s}$, et, d'autre part, d'une expérience physiologique de M. Cazes permettant de connaître la limite de l'indépendance entre la convergence et l'accommodation. (Les différents yeux présentant à cet égard d'assez grandes différences, on doit employer les chiffres correspondant à un œil moyen.) Dans la vision stéréoscopique, en effet, l'accommodation des deux yeux se fait sur des épreuves planes, de position fixe et constante, pendant tout le temps de l'examen, Au contraire, la convergence des deux yeux se fait sur des points différents des deux perspectives, plus ou moins éloignés, suivant que le point auquel ils correspondent était situé à une distance plus ou moins grande du plan du tableau, et par conséquent, varie constamment. Ainsi, dans la vision stéréoscopique, contrairement à ce qui se passe dans la vision binoculaire ordinaire, l'observateur doit rendre indépendante l'accommodation et l'angle de convergence des deux yeux, ce qu'il ne peut faire que jusqu'à une certaine limite, qui impose précisément une limite à l'écartement des points de vue. En partant de ces deux données nous avons établi une formule générale

$$\Delta \text{ maximum} = \frac{D\,(D + P)}{50\,P}$$

qui donne une relation entre :

D distance du tube à l'objet;

P épaisseur de l'objet;

Δ écartement des points de vue;

qui est vraie dans tous les cas. Il suffira donc de mesurer l'épaisseur de l'objet P, la distance à laquelle on veut placer le point d'origine des rayons X (foyer de l'anticathode du tube), pour en déduire l'écartement à faire subir aux points de vue, ou plus simplement le déplacement que l'on devra faire subir au tube, en passant d'une épreuve à l'autre. L'objet reconstitué présentera les caractères que j'ai indiqués comme étant ceux de la radiographie stéréoscopique de précision.

Le matériel pour faire de la radiographie stéréoscopique est des plus simples :

a) Pour l'obtention des épreuves, il suffit de placer une règle directrice parallèlement à un des côtés du châssis contenant la plaque sensible et de déplacer le pied rectangulaire du support du tube, le long de cette ligne droite, de la quantité indiquée par la formule précédente.

b) Pour l'examen des épreuves, il suffit de posséder le pupitre ordinaire (formé d'une glace 40/60 centimètres, éclairée en dessous par la lumière diffuse) que l'on emploie pour l'examen des clichés radiographiques simples.

A ce pupitre, que tous les radiographes doivent avoir, on fait subir une seule modification, c'est de rendre mobile une moitié de la règle qui porte les épreuves, afin de pouvoir, en l'élevant et l'inclinant, faire coïncider les lignes d'horizon principales des deux perspectives.

Le stéréoscope Cazes, dont la partie principale est formée de quatre miroirs plans parallèles deux à deux, se trouve dans le commerce à un prix peu élevé.

L'opération est aussi des plus simples. On dispose son malade dans la position la plus commode pour garder l'immobilité et on glisse au-dessous de la région à radiographier un châssis contenant une plaque sensible de dimensions convenables. On fait une première pose, puis, après avoir déplacé le support du tube de la quantité donnée par la formule générale, on fait une deuxième pose. Les deux clichés, placés côte à côte sur le pupitre éclairé, sont examinés au moyen du stéréoscope Cazes en suivant les règles d'examen.

Il est évident que la rapidité de l'opération est liée à la puissance du matériel producteur de rayons X; mais on peut parfaitement faire de la Radiographie stéréoscopique, dans presque tous les cas, avec un matériel de puissance moyenne. J'ai obtenu à peu près tous mes clichés à l'Hôtel-Dieu de Toulouse avec une bobine Carpentier donnant au maximum 20 centimètres d'étincelle et un trembleur métallique Desprez-Carpentier qui réduisait la longueur d'étincelle à 13 ou 14 centimètres.

Arrivons maintenant à nos recherches de cette année sur les mesures de distance en stéréoscopie et plus particulièrement en radiographie stéréoscopique.

Dans le rapport de l'année dernière, après avoir montré la nécessité de ces mesures, j'ai indiqué comment on peut déterminer les distances qui séparent les divers plans de front de l'objet et décrit succinctement le stéréomètre que nous avons fait construire, M. Ribaut et moi, et qui permet d'arriver facilement à ce résultat avec une exactitude qui, dans de bonnes conditions, peut atteindre une fraction de millimètre. Mais les mesures ainsi pratiquées donnaient une solution incomplète du problème. En admettant que l'objet fût parfaitement repéré par rapport à la plaque, ce qui est facile, on connaissait simplement la position dans l'espace du plan de front contenant un point déterminé de l'objet et non la position même de ce point. Les raisons qui nous avaient amenés à rechercher la possibilité de mesures en stéréoscopie nous ont amenés à rechercher la possibilité de mesures dans ce plan de front, afin de supprimer l'indécision qui résulte toujours d'une appréciation visuelle.

Je vais donc montrer comment on peut faire des mesures dans un plan de front, la connaissance de deux nouvelles coordonnées permettant, avec la coordonnée verticale de ce plan, de déterminer la position absolue dans l'espace d'un point quelconque de l'objet.

On y arrive en se basant sur les considérations géométriques suivantes :

Lorsqu'on fait glisser les deux fils du stéréomètre au contact des clichés en laissant vide l'intervalle qui les sépare, la ligne virtuelle à laquelle ils donnent naissance pendant l'examen stéréoscopique se déplace dans un plan de front, c'est-à-dire dans un plan parallèle au plan des clichés.

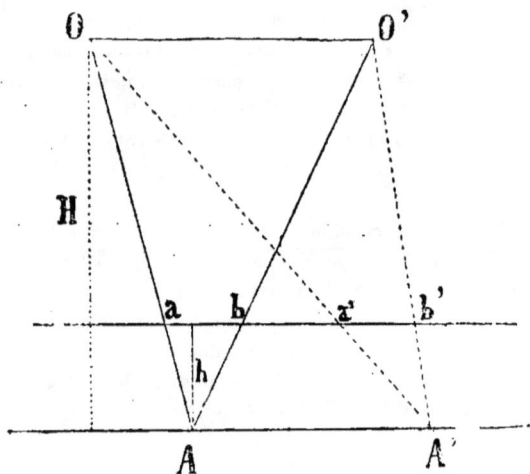

FIG. 1.

Soient O et O' les deux points de vue a et b les perspectives d'un point A *(fig. 1)*.

Déplaçons le point A suivant la ligne parallèle à O O' de manière à l'amener en un point quelconque de cette ligne, par exemple en A'. Les points a et b se déplaçant parallèlement aussi à O O' viennent en a' et b'. Il est facile de montrer que la distance $a\,b = a'\,b'$. En effet, dans les triangles O O' A, et $a\,b$ A on a $\dfrac{O\,O'}{a\,b} = \dfrac{H}{h,}$ et dans les deux triangles O O' A' et $a'\,b'$ A'

$\dfrac{O\,O'}{a'\,b'} = \dfrac{H}{h,}$ d'où $\dfrac{O\,O'}{a'\,b'} = \dfrac{O\,O'}{a\,b}$ d'où enfin $a\,b = a'\,b'$.

Réciproquement, si les deux points a et b se déplacent dans un plan parallèle à O O' de manière à ce que la distance qui les sépare reste toujours constante, le point A auquel ils donnent naissance dans l'examen au stéréoscope se déplacera dans un plan parallèle aussi à O O', c'est-à-dire dans un plan de front.

Ce qui est vrai pour deux points est vrai aussi pour deux séries de points, c'est-à-dire pour les deux fils du stéréomètre, pourvu qu'ils se déplacent perpendiculairement à la ligne d'horizon principale, c'est-à-dire perpendiculairement à la ligne des points de vue.

Il en résulte que si pendant l'examen au stéréoscope on fait glisser le stéréomètre sur les deux plaques, de manière à ce que les deux fils restent bien à leur contact, la ligne virtuelle à laquelle ils donnent naissance se déplacera dans l'intérieur de l'objet virtuel reconstitué suivant un plan et, par conséquent, les différents points avec lesquels elle coïncidera dans son déplacement seront situés dans ce plan de front.

REMARQUE. — Les points rencontrés par la ligne virtuelle dans son déplacement sont, les uns intérieurs, les autres extérieurs. Les points intérieurs sont ordinairement représentés par des parties d'os nettement délimitées. Leur position étant ordinairement fixe, ils constituent d'excellents points de repère. Cependant, pour les applications chirurgicales, les points de repère cutanés sont préférables, car ils peuvent être placés dans la région que le chirurgien a choisie pour intervenir. Pour être réellement utiles, il faut que ces points de repère soient d'une reconstitution stéréoscopique facile. Comme je l'ai dit, nous nous servons d'un fil de plomb de coupe-circuit avec lequel on fait des ondulations irrégulières et que l'on fixe sur la peau avec quelques gouttes de collodion. L'opération exige à peine quelques minutes et le fil reste fixé aussi longtemps qu'on peut le désirer. La présence de ce fil procure deux avantages : par sa netteté, il aide à la reconstitution stéréoscopique de l'objet; d'autre part, si on le dispose convenablement tout autour de l'objet, il présentera toujours au moins deux points qui seront dans le même plan de front que le point considéré. Ces points de repère seront déterminés par leur coïncidence avec la ligne virtuelle. La coordonnée verticale étant déterminée au moyen du stéréomètre par le procédé déjà décrit l'année dernière, pour connaître la position exacte dans l'espace du point considéré il suffira de déterminer certaines relations de distances de ce point aux repères situés dans le même plan de front. C'est le but de la deuxième proposition.

DEUXIÈME PROPOSITION

Relations de distances entre les points de repère et le point considéré.

Pour résoudre le problème, on peut utiliser deux procédés : mesurer les distances des deux points de repère au point considéré, ou simplement encore se servir d'un seul des points de repère, mais en ayant soin alors de déterminer les distances du point considéré à deux plans verticaux perpendiculaires entre eux et passant par le point de repère. Pour simplifier, nous choisissons les plans parallèle et perpendiculaire aux lignes d'horizon et, par suite, de direction parfaitement connue.

PREMIER PROCÉDÉ. — *Utilisation d'un seul point de repère.*

Dans la figure 2, M est l'image de la ligne ondulée, R' celle du point de repère R situé dans le même plan de front que le point considéré P, dont l'image est P'; Z Z' et Q Q' sont les traces de deux plans passant par R et le point de vue correspondant à cette perspective, traces parallèles ou perpendiculaires aux lignes d'horizon, A et B les distances à ces traces de l'image du point P. Ces deux distances A et B sont données immédiatement par la valeur du déplacement du stéréomètre (sans modification de l'écartement des fils) dans les deux directions rectangulaires, à condition toutefois

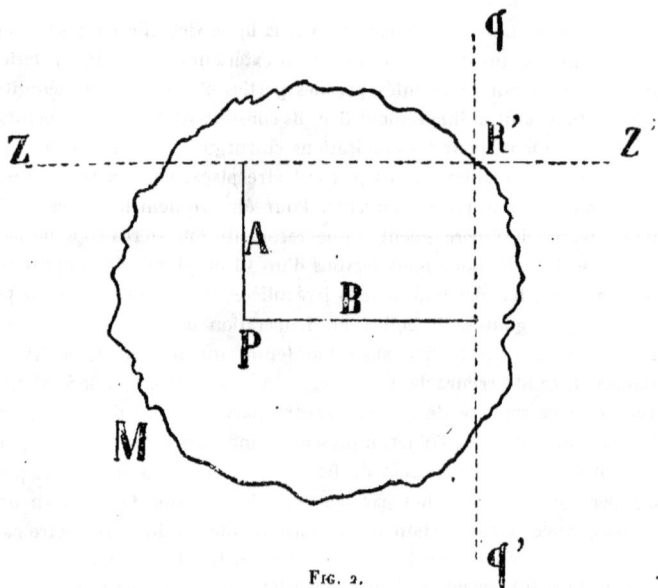

FIG. 2.

que la coïncidence de l'image du point de repère et de l'image du point considéré ait lieu en un même point des fils réels. On y arrive facilement en disposant des nœuds ou des traits de couleur en divers points des deux fils, mais à égale distance des extrémités.

Il est à remarquer que les distances A et B correspondent aux déplacements des fils du stéréomètre, glissant aux contacts des deux épreuves négatives ou positives et, par conséquent, aux distances qui séparent les projections énumérées. Pour en déduire les distances vraies dans l'espace du point P *aux deux plans verticaux,* il suffira d'exprimer les relations de deux triangles semblables.

Projetons verticalement les systèmes de points et de lignes suivant la direction des lignes d'horizon, soient :

O' la projection verticale d'un des points de vue *(fig. 3).*

R' la projection verticale du point de repère R.

P' la projection verticale du point P.

R' et P' la projection de leurs images.

T T' la projection du plan du tableau.

O' R' ⎰ les projections des plans passant par le point de vue O et les

O' P' ⎱ points R et P.

La distance mesurée directement est R' P' = A.

Soient : O' V' = f, la hauteur du point de vue au-dessus du plan du

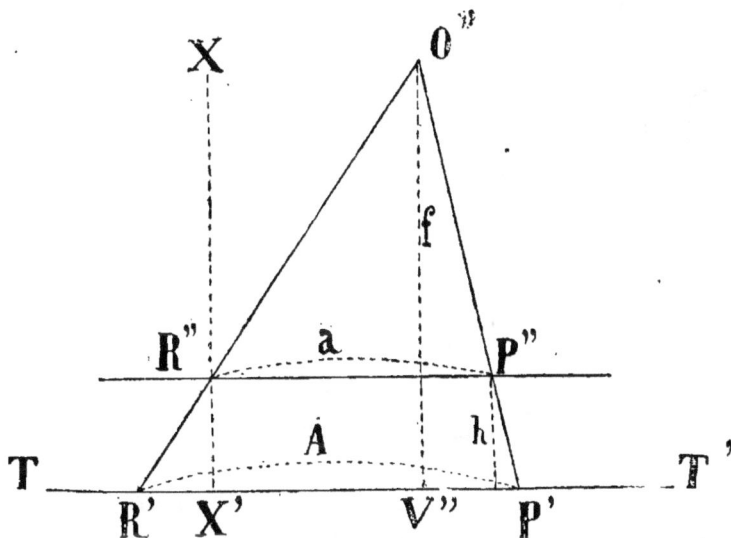

Fig. 3.

tableau ; h, la hauteur du point R au-dessus de ce plan. Les deux triangles semblables R' O' P' et R' O' P' donnent :

$$\frac{a}{f - h} = \frac{A}{f}, \text{ d'où } A = \frac{A\,(f - h)}{f}.$$

On aurait de même : $b = \dfrac{B\,(f - h)}{f}$.

Dans ces formules. f, la hauteur du point d'origine des rayons X à la surface sensible, est notée une fois pour toutes au moment de l'obtention des épreuves.

h, la hauteur du plan de front dans lequel on fait les mesures, a été déterminée par le procédé décrit dans le précédent article des *Archives d'électricité médicale*.

Par conséquent, toutes les quantités sont connues, et la résolution des deux équations donne a et b.

Description du stéréomètre modifié *(fig. 4)*.

Il faut que l'appareil, en dehors de la détermination de la coordonnée verticale, permette de connaître facilement A et B, qui ne sont autre chose que les composantes rectangulaires du mouvement P' R'.

Pour cela, on se sert du stéréomètre déjà décrit dont les fils portent un nœud de repère au milieu. Ce stéréomètre est maintenu dans un premier cadre dans lequel il ne peut se déplacer que suivant une direction perpendiculaire à une ligne d'horizon. Ce dernier cadre lui-même ne peut se mouvoir

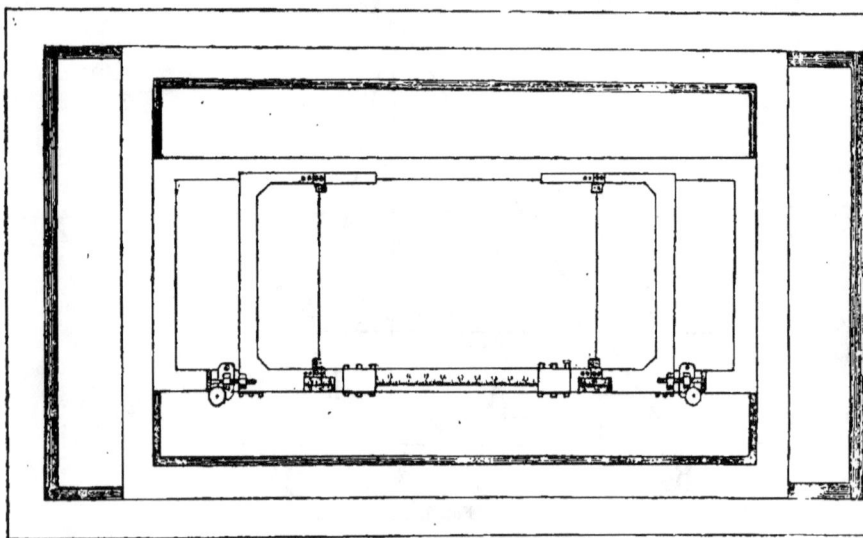

Fig. 4. — Stéréomètre modifié de MM. Marie et Ribaut.

dans un second cadre fixe que suivant une ligne d'horizon. Des règles graduées en millimètres permettent de connaître la valeur de ces déplacements rectangulaires qui, dans les figures précédentes, correspondent à A et B.

Deuxième procédé. — *Utilisation de deux points de repère R et S situés dans le même plan de front que le point considéré.*

Les distances du point P aux deux points de repère définissent sa position, en supposant connue sa coordonnée verticale.

Ces distances seront calculées avec les données fournies par l'appareil déjà décrit. Ce sont les résultantes des deux mouvements rectangulaires mesurés :

$\sqrt{A^2 + B^2}$ pour le point R; $\sqrt{C^2 + D^2}$ pour le point S, dont les deux coordonnées rectangulaires sont C et D.

PRATIQUE. — Pour obtenir et examiner les clichés, on doit suivre les règles que nous avons énumérées. Elles sont simples, mais elles doivent être suivies avec la plus grande rigueur. J'insisterai surtout sur la coïncidence des lignes d'horizon principales des deux clichés. Dès que cette coïncidence n'est plus réalisée, la ligne virtuelle ne se déplace plus dans un plan de front. Elle se déplace dans un plan oblique qui fait avec le plan de front un angle dont la valeur dépend de la position des lignes d'horizon. Pour réaliser cette coïncidence, on peut placer une aiguille sur chaque bord du châssis parallèlement au déplacement du tube. Il est préférable de prendre un fil de plomb irrégulièrement ondulé dont les deux extrémités sont sur une ligne perpendiculaire au bord du châssis. La reconstitution stéréoscopique d'une ligne irrégulièrement ondulée se fait toujours d'une manière plus précise que celle d'une ligne droite. Il suffit, au moment de commencer l'examen, de vérifier au moyen des deux fils mobiles du stéréomètre que les projections sont à égale distance l'une de l'autre.

OPÉRATION. — Après avoir disposé convenablement son malade, on entoure la région à radiographier d'un fil de plomb irrégulièrement ondulé que l'on fixe à la peau au moyen de collodion. Il faut autant que possible que la courbe dessinée par le fil de plomb fasse un angle de 3o degrés avec la surface sensible et que la projection de la ligne qui joint les deux positions successives du point d'origine des rayons X tombe dans l'intérieur de cette courbe. L'examen stéréoscopique se fait ainsi dans les meilleures conditions. Nous n'insistons pas plus longuement sur les opérations d'obtention et d'examen des épreuves de radiographies stéréoscopiques qui ont été exposées dans nos publications antérieures.

On place ensuite le stéréomètre nouveau modèle sur les épreuves. On commence d'abord par faire coïncider la ligne virtuelle avec le fil métallique en contact avec la plaque; puis, en rapprochant les deux fils, on fait monter la ligne virtuelle dans l'intérieur de l'objet examiné jusqu'à ce qu'elle coïncide avec le point cherché qui peut être un point quelconque de l'objet. La connaissance des écartements de fils correspondant à ces deux positions de la ligne virtuelle donne la hauteur du point au-dessus de la plaque, c'est-à-dire la coordonnée verticale de ce point, au moyen de la formule indiquée dans les publications antérieures.

On fait glisser ensuite le cadre porte-fils, le cadre extérieur restant fixe, jusqu'à ce que le nœud vienne en coïncidence avec le point de repère. On lit les déplacements sur les deux graduations des deux cadres extérieurs. Ces deux déplacements correspondent à A et B. On a ainsi les distances du plan considéré aux deux plans de repère. Au besoin, on répète la même opération, qui ne demande que quelques instants, pour un autre point de la ligne ondulée formée par le fil de plomb extérieur ou bien pour des points de repère intérieurs de position connue. Comme chaque détermination est très rapidement faite, on peut les multiplier et choisir les différents points que le chirurgien peut préférer, dans le cas surtout où le point considéré est un corps étranger.

VÉRIFICATIONS. — La méthode précédente a été appliquée à toutes les parties du corps de l'homme adulte :

1° Mollet avec balles et fractures ;

2° Cuisse avec deux balles ;

3° Articulation du genou ;

4° Crâne sec et tête de cadavre avec balles en divers points, grains de plomb dans l'œil et en dehors de l'œil dans l'orbite ;

5° Thorax et épaule avec une balle à l'intérieur de la cage thoracique..

La vérification de l'exactitude des mesures a été faite de deux manières différentes :

1° Au point de vue clinique. Dans la cage thoracique du cadavre d'une femme adulte, on a enfoncé une balle à une profondeur connue à partir d'un fil de plomb collé sur le sternum, et, en outre, on a déterminé la distance de cette balle aux deux points de la ligne repère situés au même niveau. D'autre part, ces distances ont été déterminées par la méthode précédemment exposée, et la concordance a été des plus satisfaisantes.

2° Au point de vue géométrique pur. Les vérifications précédentes étaient surtout destinées à montrer que notre méthode pouvait être appliquée facilement aux diverses parties du corps. Celle-ci est plus particulièrement destinée à vérifier sa précision. Pour cela, sur une planchette inclinée de 3o degrés à peu près sur le plan des plaques sensibles, on a disposé le fil ondulé servant de ligne de repère et à une certaine hauteur deux morceaux d'épingle croisés. Au moyen du cathétomètre, on a déterminé la hauteur de ce croisement d'aiguilles au-dessus de la plaque et la position des deux points de la ligne de repère situés au même niveau ; on a trouvé :

Hauteur : 10^{cm}8.

Distances horizontales : 12^{cm}9 et 17^{cm}3.

Ces mêmes distances, déterminées au moyen de notre méthode, ont été :

Hauteur : 10^{cm}8.

Distances horizontales : 13 centimètres et 17^{cm}4.

AVANTAGES. — La méthode de mesure que je viens de résumer est fort simple. Les déterminations se font en peu de temps, de sorte qu'on peut les multiplier pour chaque point, ce qui permet de connaître les distances qui séparent celui-ci d'autres points, soit intérieurs, soit extérieurs. Ces points de repère intérieurs ou extérieurs étant vus en place, il est facile de choisir ceux qui conviennent le mieux à une opération chirurgicale à effectuer. Il est facile, en effet, de faire passer la ligne des points de repère extérieurs par la région que le chirurgien préfère pour son intervention. Cette manière d'opérer répond à la critique que le Dʳ Forquin adresse dans sa thèse à la radiographie stéréoscopique et qui est reproduite dans l'excellent travail du Dʳ Guilleminot sur la radiographie et la radioscopie cliniques de précision.

Il est important de remarquer que notre méthode de mesure est, en réalité, une méthode géométrique, car le stéréoscope joue simplement le rôle d'un intermédiaire permettant de faire coïncider les deux fils réels du stéréomètre avec les deux perspectives d'un point quelconque de l'espace et, par suite, de mesurer leurs distances exactes par une lecture sur une règle graduée.

Les nombreuses méthodes géométriques de mesure qui ont été décrites ont surtout pour but la recherche des corps étrangers. Toutes les fois que le corps recherché a une forme régulière et donne, par suite, deux perspectives identiques, leurs déterminations sont parfaitement exactes. Il n'en est plus de même lorsque le corps étranger a une forme irrégulière. Les deux perspectives n'étant plus identiques, la détermination de leur distance ne peut plus se faire que d'une manière approximative. Je sais bien que, pour la pratique chirurgicale de la recherche des corps étrangers, cette observation n'a pas beaucoup d'importance. Il n'en est plus de même si on veut connaître la position exacte dans l'espace d'un point quelconque de l'objet (naturel ou artificiel). Notre méthode de mesures, s'appuyant sur l'examen stéréoscopique qui permet de redonner à toutes les parties de l'objet leur forme exacte, permettra seule d'arriver à ce résultat. Ce caractère de généralité constitue son principal avantage. Il la rend applicable aux perspectives non identiques dans lesquelles il est impossible de reconnaître les points qui se correspondent et, par suite, de mesurer leur distance aussi bien qu'au cas particulier et simple d'un corps étranger de forme à peu près régulière. En un mot, elle est plus générale que les autres et applicable à tout ce que la radiographie peut déceler.

APPLICATIONS. — Dans le rapport de l'année dernière, j'ai déjà indiqué les principales applications de la radiographie stéréoscopique. Je me contenterai d'ajouter cette année que cette méthode de mesure vient augmenter la précision des indications que l'on peut tirer de son emploi.

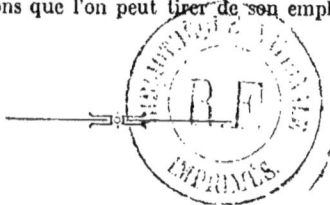

Bordeaux. — Impr. G. Gounouilhou, rue Guiraude, 11.

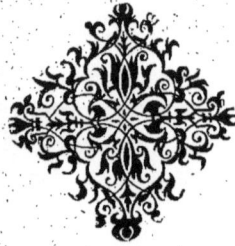

www.ingramcontent.com/pod-product-compliance
Lightning Source LLC
Chambersburg PA
CBHW060534200326
41520CB00017B/5232